ESSAI
SUR L'INFLUENCE
DES MODES ET DES HABILLEMENS
SUR
LA SANTÉ DES HOMMES;

PRÉSENTÉ à l'École de Médecine de Montpellier, en Thermidor an 7;

Par J. J. BRUNET, *de Revel, Département de la Haute-Garonne, Élève de l'Ecole de Médecine de Montpellier, et Chef du Laboratoire de Chimie.*

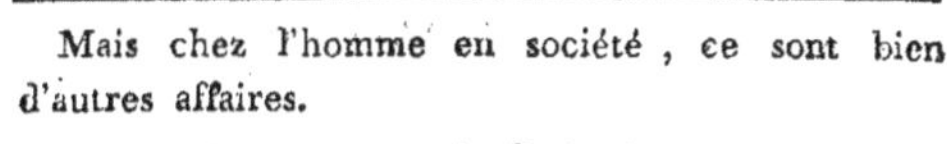

Mais chez l'homme en société, ce sont bien d'autres affaires.

J. J. ROUSSEAU. *Notes du disc. de l'inégalité.*

A MONTPELLIER,
De l'Imprimerie de J. G. TOURNEL neveu, Imprimeur de l'École de Médecine, Place Maison commune, N.° 216.

VII. R.F.

A JEAN-ANTOINE

CHAPTAL,

Membre de l'Institut national de France,

Professeur de l'École de Médecine de Montpellier, Associé de l'Académie des sciences de la même ville, de la Société philomatique, de celle de Médecine de Madrid, etc.

MON MAITRE.

MON PROTECTEUR.

J. J. BRUNET.

ESSAI
SUR L'INFLUENCE
DES MODES ET DES HABILLEMENS
SUR
LA SANTÉ DES HOMMES.

» Nostre vie, disoit Pythagoras, retire à la grande et po-» puleuse assemblée des jeux olympiques. Les uns exercent » le corps, pour en acquérir la gloire des jeux : d'autres y » portent des marchandises à vendre pour le gain. Il en est » (et qui ne sont pas les pires) lesquels n'y cherchent austre » fruict, que de regarder comment et pourquoi chasque chose » se faict : et estre spectateurs de la vie des austres hommes, » pour en juger et régler la leur » (1).

Je n'ai jamais lu ce passage du philosophe grec, si bien rendu par notre Montaigne, sans éprouver le desir d'être un de ces spectateurs heureux, qui, étrangers aux hommes, n'y tiennent que par le plaisir qu'ils éprouvent à rire des sottises d'autrui, en cherchant à les éviter. Mais par malheur chacun de nous est forcé de descendre dans le cirque et de colporter sa marchandise : l'un vend son livre, l'autre des

(1) Essais de Michel Montaigne.

souliers, celui-ci la santé (1) ; et tous reçoivent en payement une monnaie différente. Destiné à conserver la vie aux hommes, je n'ai pas dû m'arrêter à des recherches sur ce qui est nuisible, sans leur indiquer aussi les moyens de s'en préserver. Laissant pleurer ou rire sur les folies humaines, je pense qu'il est plus philosophique d'offrir à l'homme une voie pour être plus sage, et conserver sa santé, le plus précieux de tous les biens. C'est-là le but de la médecine, c'est ce que l'on enseigne si bien dans l'immortelle École de Montpellier. Elle verra peut-être avec intérêt mes efforts pour obtenir son estime et mériter son approbation. La singularité du sujet que j'ai choisi annonce, il est vrai, beaucoup de hardiesse de ma part et provoque l'indulgence de mes juges ; aussi je la réclame, et ce n'est que dans l'espoir de l'obtenir que j'entre en matière.

Plus d'un philosophe avait dit avant notre comique « le » monde, chère Agnès, est une étrange chose » (2) : plusieurs avaient noté les bizarres goûts des hommes : quelques-uns ajoutoient à leur peinture la satyre la plus amère, aucun n'a réussi à corriger un travers de l'esprit. En vain Eschyle, Achéus, Hégémon ont écrit en Grèce ; Horace, Juvenal, Perse, Martial à Rome ; Rabelais, Swift, Sterne, Labruyere dans ces siècles derniers ; chacun a appliqué à son voisin le portrait qu'on lui présentait, personne ne s'y est reconnu. Pourquoi cela ? parce que l'intérêt ne les y engageait pas. Donnez à un jeune-homme sain un traité de maladies vénériennes à lire, à peine y jettera-t-il les yeux ; qu'il gagne la vérole, il croit que l'auteur a voulu raconter son histoire, il y retrouve jusqu'aux moindres circonstances

---

(1) « Qu'Apollon les guérisse alors avec sa médecine ! où trouvera-t-il » de l'argent ? car il en veut pour guérir les gens. »

ARISTOPHANE. *Com. des oiseaux*, *acte* 2.

(2) MOLIERE. *Ecole des femmes*, *acte* 2, *scen.* 5.

de son mal, rien ne lui échappe, parce que tout peut lui être utile. Qu'on ne se contente donc pas de tourner en ridicule certaines modes et certains habillemens, il faut encore démontrer comment ils peuvent nuire à la santé, et dire quels sont ceux qui doivent être préférés.

Il est certainement bien singulier, ce spectacle que donnent les hommes dans les changemens rapides de leurs costumes et de leurs modes; on dirait qu'ils ne sont sur la terre que pour essayer des habits, et les tailleurs, dit Montaigne, ne peuvent plus leur tenir pied (1). Mais à quoi bon jeter du ridicule sur ces coëffures teigneuses qui ont succédé aux édifices symétriques de poudre, de pommade et de cheveux, si l'on n'ajoute que les premières risquent d'occasioner des catarrhes, comme celles-ci procuraient de violentes migraines. La culotte étroite vaut bien les chausses énormes d'autrefois, mais si nos anciens avaient des engorgemens aux bourses, les veines de nos jambes sont variqueuses. Enfin les extenseurs des orteils ont gagné à la mode des souliers découverts, mais les cors sont le fruit de nos chaussures modernes.

Par quelle fatalité l'homme devient-il donc toujours l'artisan de ses maux, et parvient-il à changer en source de maladies les moyens simples qui devaient entretenir la santé! Ce qui était destiné à garantir son corps des injures de l'air, est bientôt devenu un ornement gênant, duquel même le plus raisonnable ne peut se passer, sans courir le risque d'être taxé par la reine du monde, l'opinion. Car « un philosophe « se laisse habiller par son tailleur, parce qu'il y a autant de faiblesse à fuir la mode qu'à l'affecter « (2). Inutilement voudrait-on redresser cette inclination vers la mode et ses variations. Le sauvage de la Terre de feu dont le corps est

---

(1) *Essais. chap.* 49.

(2) LABRUYERE, *t.* 2, *p.* 222.

couvert d'une peau fraiche de veau marin (1) est aussi sensible au chatouillement de la vanité, lorsqu'il se ceint avec un reste de vieux cordage, que l'élégant petit-maître d'Europe qui a inventé une culotte plus longue de trois pouces.

C'est à l'idée différente des hommes sur le beau, et à l'impulsion naturelle qui les mene à sa recherche qu'est due une grande partie des modes, des costumes et des ornemens. La Chinoise aux petits pieds, l'Indienne aux dents noires, l'Habitant de la Mer du Sud avec sa verge liée à une corde, la Circassienne aux sourcils déliés et aux dents de perle, tous croient posséder le beau, et aucun n'y a atteint, si l'on en croit les autres. Dewit a beau dire qu'un bel homme doit avoir huit têtes de hauteur, le Lapon qui n'en a que six (2), trouve cette règle mauvaise. Le Nègre qui a les yeux si hauts ne croira pas Camper, lorsque celui-ci lui dira que les figures de l'Apollon et de la Vénus de Médicis ne sont belles, que parce que les yeux sont placés exactement au milieu de la tête (3). Le beau ne pouvant donc être déterminé par aucune règle (4), et n'existant que dans l'impression du sentiment de la terreur ou de l'admiration, chaque société d'hommes aura son beau à elle, et ses moyens pour l'imiter ou le relever.

Le désir de plaire à l'objet aimé éveilla dans un jeune esprit toutes les ressources pour y parvenir. L'amour enseigna la coquetterie. Pourquoi Thestylis se revêt-elle d'une belle robe de lin et jette-t-elle avec grace sur ses épaules le manteau qu'elle a emprunté à Cléariste? c'est que Delphis qu'elle aime dès la veille doit se rendre à la fête de Diane (5).

---

(1) *Voy. du cap.* Cook.

(2) Camper. *Réflex. sur le beau, chap.* 5, §. 3.

(3) *Idem.* 3e. *part. chap.* 1. § 4.

(4) Mr. Burke's. *on the sublim.*

(5) Théocrite. *Idylle* 2.

L'envie de paraître aimable ne cesse pas toujours avec le pouvoir de l'être en effet. La vieillesse veut rentrer dans la carrière; elle prend les habits de l'adolescence, heureuse si elle pouvait en emprunter les forces et les graces! Belle Corinne, tu crois refuser au fils des faveurs que n'a pu obtenir le père, saches qu'une perruque blonde cache les cheveux blancs que tu as rebutés. Renvoie ton amant à cette jeune beauté qui s'avance, elle n'est pas assez près pour que ses cheveux, qui n'ont pas été peints depuis deux jours, le détrompent: son sein, graces à une ceinture qui le réhausse, joue sous un voile léger, et l'on ne peut apercevoir le plâtre délayé qui coule dans ses rides.

L'ostentation et le plaisir d'en imposer à ses semblables sont encore une source féconde de déguisemens; quatre aunes de drap pourpre, ou des cheveux plus longs distinguent un Roi de ses sujets; et le Mandarin montre avec complaisance ses ongles énormes qu'il conserve dans des tuyaux de bambou (1). Ne soyons donc pas étonnés de cette étrange activité que mettent les uns à imaginer, les autres à copier les modes, et qui fait de notre globe un vaste magasin de théâtre, où chacun essaie et rejette des costumes.

Les bornes d'une dissertation étant trop rapprochées, et le sujet que j'ai choisi trop vaste pour que j'ose le traiter comme il devrait l'être, je jeterai un coup d'œil rapide sur les costumes, et déterminerai en détail l'influence particulière qu'ont les modes de la tête sur les individus qui les suivent.

PREMIÈRE PARTIE.

Les femmes qui donnent le ton pour tout ce qui tient aux charmes et aux moyens de les soutenir ou de les

(1) *Voy. en Chine de Lord* Macartney.

réparer, surveillent aussi plus scrupuleusement leurs parures, tandisqu'elles dirigent et règlent celles des hommes. Leur vêtement dut autrefois ressembler à ceux de leurs compagnons, et les dépouilles des animaux qu'ils avaient tués les défendirent des injures de l'air. La pudeur, peut-être la coquetterie, leur indiqua de cacher certaines parties du corps; la décence, leur intérêt y gagnerent, et la forme des habits se compliqua.

Peu-à-peu les végétaux (1) en fournirent aussi le tissu, et on fit des robes et des tuniques. A une malpropreté révoltante succédèrent les bains, les frictions, les onctions avec des parfums de toute espèce, ainsi qu'une infinité d'autres modes aussi nuisibles que le premier état misérable d'où l'on était sorti.

§. I.

Les bains, qui, dans les premiers tems, ne servaient qu'à laver le corps des ordures qui le recouvraient, devinrent un objet essentiel de luxe chez les Grecs, les Romains et les Orientaux. La fille du Roi Pharaon n'avait pas dédaigné les eaux du Nil (2), la princesse Nausicaa l'eau pure d'un fleuve (3). Alexandre s'était baigné dans le Cidne, en présence de son armée (4): mais la populace de Rome ne voulut plus du Tibre, il lui fallut des bains construits exprès pour elle, où chacun entrait pour une obole (5). Ce n'était plus cette brillante jeunesse de Lacédémone qui, tous les ans, se baignait en public dans l'Eurotas, sans craindre d'exposer

---

(1) Cannabis sativa. Linum usitatissimum. Spartium junceum. Broussonetia papyrifera *Lher.* Phœnix dactylifera, etc.

(2) *Exod.* 62.

(3) *Odyss. liv.* 6.

(4) Quint. Curtii. *lib* 4.

(5) Pers. *Satyr.* 5. Vitruvius *de archit. lib.* 5, *c.* 10.

un

un corps que l'innocence voilait (1). On ne conserva de cet usage que la liberté de confondre les deux sexes dans des bains particuliers, ce qui dégénéra en une licence effrénée (2). Le mépris des bonnes mœurs fut même poussé si loin à Rome, que les Dames recevaient la visite de leurs courtisans dans le bain où elles étoient essuyées par des jeunes gens (3). Envain les Empereurs Adrien, M. Antonin (4) et Alex. Severe (5) défendirent ce mélange. Le concile de Laodicée (6) et celui de Trullo (7) tonnerent contre les prêtres et les moines, ceux-ci continuèrent à se baigner dans la compagnie des femmes. Une galanterie plus fine et les exhortations des prêtres chrétiens mirent fin à cet usage scandaleux qui, en fomentant le libertinage, nuisait si essentiellement à la santé. La seule isle de Rustene (Rost ou Rostoc) retrace encore les mœurs de Sparte, comme elle en rappelle l'innocence (8).

L'usage modéré des bains est aussi avantageux, que son abus est nuisible: trop souvent répétés, ils énervent le corps, en augmentant la transpiration, et établissent ainsi à la peau un émonctoire habituel et affaiblissant. La grande mollesse et l'infécondité des femmes Moscovites sont la preuve de ce que j'avance (9). C'est à cette excessive propreté

(1) PLUT. *in lyc. t.* 1. *p.* 48.

(2) PLUTAR. *vie de Caton*.

(3) « Inguine succinctus nigra tibi servus aluta »
» stat quoties calidis nuda foveris aquis ». MART. *epigr*. 34.

(4) SPARTIAN. *in vitâ Adr.*

(5) AELIAN. LAMPRID. *in Heliog. et Alex. sev.*

(6) *Canon* 30.

(7) *Canon* 67.

(8) *Voyage de* QUIRINI *dans le nord. édit. de Jérome Megizer.*

(9) MACQUART. *Essais de minéral. p.* 476. SANCHES, *des bains.* FLOYER, *of cold baths*, *p.* 47. HIPPOCR. *lib. de affect.*

que sont dues une multitude d'infirmités (1), parmi lesquelles l'impuissance vénérienne n'est pas une des moindres. L'arome hircin sied mieux que les parfums à l'athléte qui se prépare au combat d'amour (2). Aussi Lycurgue voulant faire des hommes robustes, du peuple à qui il donnait des loix, leur défendit-il l'usage trop fréquent des bains.

§. II.

Xenophon sauva la vie à ses soldats mourants de froid en les faisant frotter avec l'huile et la graisse (3), Annibal usa du méme moyen, et dans les mêmes circonstances (4). Les onctueux servirent quelque tems a donner plus de souplesse et de force aux corps des athlétes qui se présentaient dans l'arène ; bientôt cette coutûme fut dépravée ; les Grecs et les Romains ne sortaient du bain que pour se couvrir d'essences et d'huiles parfumées (5). Il n'était pas jusqu'aux parties génitales et au derrière qu'ils essuyaient soigneusement avec un morceau de laine parfumée, où une éponge fixée au bout d'un bâton (6). De-là, non seulement, des maladies nerveuses, une faiblesse de l'organe de l'odorat, mais la perte successive du ton du tissu cellulaire, dans lequel circulait continuellement un arome déletère.

L'eau était un fluide trop commun, Poppée introduisit la mode des bains de lait : un troupeau d'ânesses la suivait dans ses voyages pour le lui fournir. Il fallait aussi nettoyer la peau, afin qu'une nouvelle couche de parfums pût y

(1) Plazius *de juc. morbor. causis.* Seneca, *epistol.*

(2) Bordeu, *malad. chron.*

(3) Xenoph. *memor. p.* 743.

(4) Titi Livii *histor.*

(5) Winkelman. *hist. de l'art. liv.* 4. *c.* 5.

(6) « At tibi nil faciam ; sed lota mentula lana. »

Mart. *lib.* 11, *ep.* 51.

pénétrer, voilà pourquoi les Dames romaines se frottaient tout le corps avec la pierre-ponce. Elles se faisaient même épiler (usage qui s'est conservé chez les Arabes), et blanchir avec de la craie (1). Si la peau gagnait à cette coutume une douceur et un velouté qu'elle n'avait pas, elle y perdait la perméabilité qui lui est si nécessaire. Les pores obstrués par des particules terreuses présentaient autant de points de cautérisation, à cause de la matière transpirable qui était retenue. Il serait inutile d'insister davantage sur la critique des modes passées, et dont nos petites maîtresses n'ont conservé que la pâte d'amande, qui remplit assez bien leurs vues. On pourrait encore regarder les aromes fixés sur l'alkool comme un reste des parfums des anciens. Les deux sexes qui en font une grande consommation pour leur toilette; les femmes sur-tout qui s'en servent plus volontiers à cause de la vertu astringente des spiritueux, n'ont pas assez réfléchi sur les inconvéniens qui doivent suivre l'application répétée d'un irritant sur des parties délicates et dénuées d'épiderme. Je ne parlerai pas non plus de la précaution qu'ont certaines Dames de dormir, les bras attachés au ciel-du-lit; la blancheur des mains, qui leur fait oublier la gêne de cette position, les rendrait sourdes à mes avis, je passe donc à l'examen des habillemens.

§. III.

Le plus simple et le plus élégant n'a pas toujours été celui qu'on préféra, quoiqu'on eut devant les yeux des modèles antiques parfaits en ce genre. La Vénus de Praxitele (2),

---

(1) « Quod pectus, quod crura tibi, quo brachia vellis,
» Psilotro nitet, aut arida latet abluta creta »

MART. *lib.* 2. *ep.* 62. *lib.* 6. *ep.* 93.

(2) PLIN. *lib.* 36. *c.* 5.

la statue de Lucine (1), celles des Graces (2) et de Proserpine (3) n'étaient pas enchassées dans des corps à baleine ou en fer : d'énormes paniers n'écartaient pas la foule des adorateurs, et leur sein n'était pas entouré et défendu par une forte palissade.

Les vêtemens grotesques dont se sont servi les femmes en Europe pendant plusieurs siècles, sont une véritable conspiration de la laideur contre la beauté : afin de masquer leurs défauts, celles-ci ont persuadé aux autres de cacher aussi leurs graces. Un vêtement commun et lourd les a toutes confondues, souvent même il a servi à simuler ce qui n'existait pas, ou à corriger ce qui n'aurait pas dû exister. Lorsqu'aux fêtes d'Eléusis, Phryné parut au milieu des flots de la mer aux yeux des Athéniens qui la prenaient pour Vénus ; ce ne furent pas les habits dont elle s'était dépouillée qui lui valurent le prix de la beauté (4). Elle l'eut également obtenu couverte de ses vêtemens ; le contour et l'élégance de ses formes se dessinaient à travers une tunique légère dont une ceinture maintenait les plis. Si la solennité d'une cérémonie, où le besoin d'éveiller les désirs curieux l'engageait à ajouter un nouvel habit, un ample manteau disposé avec art laissait un bras à découvert, ou l'enveloppant entièrement permettait encore d'admirer la taille svelte et le contour des fesses (5). On connaissait peu alors l'art dangereux de simuler l'élasticité sur un sein flétri, les corps n'avaient pas été inventés ; la vieille ne rougissait pas de la décadence de ses attraits, et pour revenir à la fraicheur de la jeunesse, elle n'aurait pas hazardé les risques d'un cancer. Pense-t-on en effet qu'avec tous

(1) PAUSANIAS. *voy. d'Attique. c.* 18.

(2) *Id. voy. de Béotie. c.* 35.

(3) *Id. voy. d'Arcadie. c.* 31.

(4) *Voy. du jeune Anacharsis. t.* 5. *p.* 230.

(5) POLL. *lib.* 7. *c.* 16. WINKELMAN, *hist. de l'art. liv.* 4. *c.* 5.

les rafinemens de la parure, un Hyperide pût encore éblouir les juges, en déchirant les voiles qui couvrent le sein de nos modernes Phrynés (1)? Je soupçonne cependant que les Romaines dont le costume ressemblait assez à celui des Grecques savaient tirer parti de leur ceinture. Celle-ci était quelquefois large, formant de chaque côté un croissant dans lequel s'enchassait le sein, et par lequel il était sans doute soutenu; mais au moins n'était-il pas comprimé par des vêtemens serrés comme chez nous. La fausse pudeur, fille de nos vices, aurait sans doute été scandalisée de voir ces beautés lacédémonienes, dont les robes sans manches et ouvertes sur les côtés laissaient à découvert les plus belles parties du corps (2). La vertu, ni la médecine n'avaient pas blâmé ce costume dans un pays chaud, où la loi, qui condamnait à mort le séducteur d'une fille, ne trouva jamais de coupable (3). Mais le philosophe médecin peut-il rester muet lorsque dans le dix-huitième siécle, sous le 48e. degré de latitude, au milieu de l'hiver, on voit des femmes insensées qui transies de froid, veulent copier ces jeunes filles, l'ornement des théories de Céos et d'Andros (4). Les catarrhes, les rhumes, la suppression des menstrues ont été la suite de ces nudités révoltantes. Nos Dames à l'imitation des Romaines (5) découvrent le sein et les épaules; qu'elles entendent donc l'axiome que le satyrique latin adressait à ses contemporaines.

. . . rara est concordia formæ,
. . . atque pudicitiæ. . . : . . . (6).

---

(1) Plutarq. *in X rhet. vit. t.* 2.

(2) Virgil. *OEneid. lib.* 1. Euripid. *in Androma.*

(3) Meurs. *misc. lacon. lib.* 2. *c.* 3.

(4) *Voy. du jeune Anacharsis. t.* 6. *p.* 415.

(5) « Nudas humero, nudisque mamillis. »
Juven. *lib:* 2, *sat.* 6.

(6) *Idem. lib.* 4. *sat* 10.

La ceinture des jupons conprimait autrefois l'abdomen et y empêchait la circulation, maintenant c'est la poitrine qui gênée ne peut plus se dilater, souvent même le sein est blessé ; et j'ai ouï dire à un de nos Professeurs qu'il avait déjà été consulté pour une induration produite par cette cause. Quoique je blâme ces vêtemens élégans et ces modes grecques transplantées mal à propos en France, je ne conseille pas pour cela à nos femmes de reprendre les corps à baleine, les vertugadins et les énormes collerettes qui furent longtems à la mode sous Louis XI, et François Ier. On peut allier l'élégance avec la commodité, et sur-tout avec la santé. Mais pourquoi emprunter des étrangers les modes, comme nous en retirons nos étoffes ? l'industrie où le goût nous manqueraient-ils ? je croirais volontiers que c'est plutôt l'esprit national. Les Grecs n'allaient pas en Lydie acheter leurs draps (1) et Tyr ne les teignait pas ; l'Isle de Cos leur fournissait les riches étoffes de pourpre (2), celle d'Amorgos les belles tuniques de lin teintes en rouge (3).

Une servile imitation nous entraîne à copier même les costumes de nos rivaux et de nos ennemis, sans nous informer seulement des avantages qu'ils y trouvent, et qui n'existent plus pour nous. Un prince anglais veut-il cacher au public les cicatrices de ses écrouelles, aussitôt les petits-maîtres francais enterrent leurs mentons dans de volumineuses cravates. Il leur importe peu que l'excessive chaleur dilate les vaisseaux jugulaires, et que le sang stagnant dans le haut leur procure des étourdissemens et les dispose aux affections de la tête ; la mode est suivie, tout est dit. Si le jocquey qui brille à *New-market* porte des habits étroits et une culotte dont la ceinture élevée lui aide à res-

---

(1) Plin. *hist. nat. lib.* 26.

(2) Tournefort, *voy. t.* 1. *p*, 156.

(3) *Idem. t.* 1. *p.* 233.

pirer dans un transport rapide (1), il a raison ; mais pourquoi est-il imité par le tranquille citadin, qui peut-être jamais ne montera à cheval? Graces à ces habits incommodes, la circulation sanguine est gênée, il survient des engorgemens dans le bas-ventre, et des varices ou des anévrismes aux extrémités. Il ne faudrait cependant pas bannir entièrement la culotte étroite ; elle a l'avantage, lorsqu'elle est bien faite, de servir de suspensoir et de prévenir par là les varicocèles et la tuméfaction des testicules. C'est surtout dans les climats chauds et humides qu'on dissiperait ainsi ces maladies, qui dégénèrent communément en sarcocèles (2).

§. IV.

Peu contens des formes que la nature leur a données, les hommes sont occupés sans cesse à les changer ; c'est pour y parvenir qu'ils employent les ligatures. Sous ce nom je comprendrai les ceintures, les jarretières, les colliers, les anneaux et les bagues.

Dans le principe, les ceintures ne servaient qu'à retenir avec grace une robe flottante, ou en rétrécissant un habit, à le rendre plus propre au travail. Ainsi l'Athénienne assujétissait sur les reins par un large ruban la *robe courte* (3) ; et le *sagum* des Gaulois (4) étoit soutenu par une bande

---

(1) Le Comte de Caylus pense avec raison que l'*aurigator* du recueil de Pietro Santi, ainsi que la figure qu'il a gravée lui-même, *no*. 1 *à la planche* 73, représentent toutes les deux des cochers du cirque ; lesquels, pour ne pas être étouffés dans la rapidité de leur course, portaient deux ceintures, dont une faisait deux fois le tour des reins.

(2) C'est au défaut de compression sur le scrotum, que l'on doit attribuer le gonflement de cette partie chez les habitans de la nouvelle Calédonie, et non à leur pagne, comme l'a cru le *Capit.* Cook. *l.* 3. *p.* 290.

(3) *Voy. du jeune Anach. t.* 2. *p.* 361.

(4) C'était une jacquette qui descendait jusqu'aux genoux.

de cuir (1). Dans la suite, cette portion de l'habillement servit à donner plus de force et d'agilité aux coureurs, aux cavaliers (2). Elle fut même l'enseigne de la virginité (3), et celle qui l'avait perdue était appellée Λυσιζονοι. (*ceinture déliée*). La ceinture devint, comme les autres pièces nécessaires de l'habillement, une pièce de luxe. Non contentes de la surcharger d'ornemens, les femmes s'en servirent pour rétrécir la taille: ce que l'on a fait depuis avec plus de succès par le moyen des corps à baleine. Heureuses celles qui échappées à la gibbosité, à la phthisie, au crachement de sang, aux hernies et aux éventrations, avaient façonné leurs corps, à la manière des guèpes. Le mariage, il est vrai, dissipait dans quelques mois le travail de plusieurs années; mais le mari se souvenait d'avoir embrassé avec ses deux mains cette taille fine, dont il ne restait que le portrait à son épouse.

Quoiqu'on pense communément que c'est au tems d'Élisabeth d'Angleterre que remonte l'origine des bas, et que cette Reine fut la première personne en Europe qui en a porté; on ne peut cependant disconvenir que les anciens n'eussent des vêtemens pour les jambes, nous en voyons un exemple sur la médaille gravée dans le *Recueil des antiquités du Comte de Caylus* (4). D'ailleurs à quoi servaient les jarretières dont les Romains firent usage dans le siècle d'Auguste? Ciceron parle de celles des femmes, comme étant brodées en or, avec les bouts pendants; et Favonius, dans sa harangue contre Pompée, reproche à celui-ci d'en porter de blanches, ce qui était la marque d'inclinations efféminées. Ces jarretières qui étaient plutôt un ornement,

(1) *Recueil des antiq. t.* 1. *pl.* 58. *n*°. 1.
(2) Page 15.
(3) *Odyss. lib.* 3. CATULLUS. *epi.*
(4) *T.* 1. *planche* 70. *n*°. 1.

ne

ne servaient qu'à retenir une culotte trop large; mais lorsqu'on voulut lier le haut des bas, ou ammincir le genou pour le rendre plus délié, il fallut serrer les ligatures; delà l'empêchement de la circulation sanguine et lymphatique (1), les varices, les œdèmes aux jambes, la disposition à l'anévrisme de la poplitée, etc. La culotte moderne n'a pas remédié à cet inconvénient, puisqu'on attache à cette pièce de l'habillement les jarretières qui ne se portent plus isolées.

Les anneaux, les colliers, les bagues et les bracelets rappellent cet état misérable de l'homme asservi par l'homme. L'esclave portait toujours sa chaîne; quelquefois un seul chaînon lui entourait la jambe, le col, le bras ou le doigt (2), lorsque son maître lui accordait plus de confiance. Le sexe destiné à regner par le plaisir, éprouva aussi la tyrannie; on vendait aux marchés publics de jeunes beautés qui conservaient toute la vie la marque de leur état. Un maître sensible à leurs charmes, orna le chaînon; dès-lors le bracelet devint l'ornement des femmes libres, de Vénus même (3). Par un abus de la mode les premiers personnages de Rome eurent seuls le droit de porter les bagues (4), et ce ne fut que sous Auguste, graces à Musa (5), que les Médecins jouirent de

(1) Un jeune élégant consulta le Professeur *** pour une tumeur qu'il avait à l'aine, et sur laquelle il n'était pas rassuré. Le Médecin lui conseilla de porter une culotte moins serrée, bientôt le prétendu bubon fut dissipé.

(2) On découvrit en 1760 un cimetière ancien à Bray sur Seine. Les squelettes qu'on y trouva avaient des anneaux de cuivre très-forts au col, au poignet et aux cuisses. On trouve la preuve que c'étaient les restes de quelques esclaves, dans divers passages d'Ovide (*Pont.* 1. 6.) et de Martial. (*lib.* 3. *ep.* 29). La bague nuptiale que la femme seule porte, n'est-elle pas une image de cette ancienne coutume qui donnait en propriété l'épouse au mari?

(3) Pausanias. *voy. dans l'Attique.*

(4) Titus Liv. *lib.* 23.

(5) Leclerc, *hist. de la méd.* 3e. *part. liv.* 1, *ch.* 1.

ce privilége. L'effet des anneaux, des colliers, etc., sur la santé, n'est pas très-sensible, on peut le rapporter à celui que produisent les ligatures modérément serrées. Il est cependant des circonstances dans lesquelles ces ornemens deviennent funestes, comme lorsque le corps prend un développement rapide, dans le moment de l'accouchement (1), etc.

§. V.

Un des hommes les plus illustres de ce siècle n'a pas dédaigné de s'occuper de la chaussure des hommes, et les choses neuves et piquantes que lui a fourni cette matière ont prouvé ce qu'il dit lui-même, que le sujet devient intéressant entre les mains de celui qui sait le traiter (2). Je ne répéterai donc pas les preuves qu'apporte le Professeur hollandais pour établir les effets dangereux d'un soulier mal fait. Je me contenterai de rappeller que plus on s'est éloigné du modèle naturel du pied, plus on a procuré d'infirmités avec la chaussure qui devait le couvrir. S'il n'était ni dangereux, ni sale d'aller pieds nuds, on pourrait suivre le précepte de Platon (3) qui ne voulait pas qu'ils fussent couverts; la solidité de la station (4) et l'adresse naturelle des orteils que nous détruisons y gagnerait. Mais puisqu'il faut une chaussure, choisissons-la du moins commode. Pourquoi emprisonner dans un soulier étroit et pointu nos orteils comprimés que nous forçons à chevaucher les uns sur les autres? Les cors et les oignons sont les effets de cette mode ridicule. Elle n'est pas plus raisonnable celle qui remontant l'empeigne, place la boucle si haut, qu'elle gêne les mouvemens des extenseurs des or-

---

(1) Lamotte. *accouchem.* Deventer, etc.

(2) Camper. *mém. sur les souliers. Avant-propos.*

(3) *De Republ.*

(4) Barthéz. *nouv. mécan. des mouv. des anim. p.* 32.

teils, et par conséquent fatigue dans la marche, sur-tout en montant un lieu escarpé (1). Les talons hauts qu'on ne retrouve guères plus que dans certaines parties de la France et le nord de l'Europe, étaient trop désavantageux pour être long-tems à la mode. C'est à elle qu'on doit attribuer une infinité de torsions de la colonne vertébrale, les accouchemens laborieux, la difformité du pied et le raccornissement du tendon d'achille (2). Aussi lorsque les souliers plats ont reparu, nos Dames ne pouvaient-elles pas s'en servir. On se prive de quelques avantages par l'excès contraire ; un talon épais rend la marche plus facile sur un terrein inégal (3). Il contribue aussi à ajouter à la beauté des femmes en les exhaussant (4). Les anciens se servaient avec succès de ce moyen pour en imposer au public ; les Dames au bal, les Actrices sur le théâtre et les Prêtres au temple (5), portaient des semelles de liége très-épaisses (6). On conçoit aisément leur but, mais je n'ai jamais pu imaginer celui des feuilles d'or et des semelles massives de ce métal dont usaient les Romains (7) ; était-ce uniquement pour garantir les pieds de l'humidité du sol ? Le soulier sicyonien dont la pointe, ainsi que celle de l'étrusque (8), se recourbaient en haut (9), était le plus élégant et le plus commode de tous (10) ; il devrait

(1) CAMPER. *mém. sur les soul.*

(2) *Idem.*

(3) *Idem.*

(4) *Idem. réflex. sur le beau. ch.* 5. LYS. *in Simon. p.* 72.

(5) NADAL. *Mém. de l'Acad. des inscriptions. t.* 4.

(6) La célèbre comédienne Mademoiselle CONTAT connait trop bien les ressources de son art, pour les négliger ; aussi ne paraît-elle sur le théâtre qu'avec des talons hauts.

(7) PLAUT. *comœd. Amphytr.*

(8) GORI. *musæum etrusc. t.* 1. *p.* 5.

(9) NADAL. *Mém. de l'Acad. des inscript. t.* 4.

(10) CICERO. *lib.* 1. *de orat.*

servir de modèle pour ceux de nos Dames, excepté qu'elles aimassent mieux le *calceus* des Grecques (1) : (c'était une pantoufle retenue par un ruban qui partant du talon entourait le col du pied.) Quant à nous, la chaussure qui nous conviendrait peut-être le mieux serait celle de nos pères ; elle consiste dans un simple chausson de cuir (2) qui n'offre pas les inconvéniens que Camper a si bien démontrés dans les semelles trop épaisses.

Maintenant que j'ai parlé en général des différentes espèces de modes et d'habillemens, et mis à côté la critique de quelques-uns, on sera en droit de me demander quels sont ceux que je conseillerais. Ma réponse a été tracée par l'illustre abbé Barthelemy. « Dans la manière de disposer les parties du vê» tement, les hommes doivent se proposer la décence, les » femmes y joindre l'élégance et le goût (3) » ; que l'habillement des hommes soit ample et commode dans les pays secs du midi, semblable aux robes flottantes des Egyptiens (4). Dans les lieux froids et humides, il sera court comme le *sagum* des Gaulois, et fourré comme le *caunakès* des Perses (5). Enfin quelque forme que l'on adopte, la propreté doit l'accompagner constamment : cette qualité est trop souvent la marque de quelques-unes plus essentielles (6) pour devoir être négligée : aussi les Pythagoriciens, ces excellens praticiens

---

(1) Sur une cornaline qui appartenait à Mr. Mariette, Sapho est représentée faisant l'aveu de son amour à l'insensible Phaon, elle porte un pareil *calceus*. Caylus. *t.* 1. *p.* 127.

(2) *Idem. pl.* 58, *n°.* 1. *t.* 1.

(3) *Voy. du jeune Anach. t.* 2. *p.* 360.

(4) Diod. Sicil. *lib.* 6. OElian. *de anim. lib.* 5. *c.* 21.

(5) Caylus. t. 1. *p.* 54. Aristophan. *in vesp.* Le climat doit être nécessairement considéré dans le choix des vêtemens. Le manteau de papier huilé qui sied bien au Japonnais, irait mal sur les épaules du Moscovite. Thumberg. *voy. au Japon. t.* 2.

(6) Le Maître de Claville. *traité du vrai mérite. t.* 1.

de vertu, ne sortaient jamais de leurs maisons, qu'après avoir passé une tunique blanche d'une extrême propreté (1).

SECONDE PARTIE.

Les modes et les ornemens de la tête ont été si variés et si multipliés, que leur classification est devenue assez difficile. Cependant comme il est nécessaire que j'en adopte une, j'examinerai 1°. les vêtemens de la tête, 2°. les modes et les ornemens propres à ses diverses parties.

§. I.

L'expérience a prouvé que l'homme accoutumé dès son enfance à aller tête nue, peut se dispenser de la couvrir. C'était sans doute pour ne pas multiplier les besoins de ses républicains que Platon voulait qu'on les élevât ainsi (2). Un peuple entier conserva long-tems cet usage (3), et Massinissa, Annibal, César, l'Empereur Severe conduisaient leurs armées tête nue (4). Mais par là même que les historiens ont noté l'habitude de ces grands hommes, ils ont prouvé qu'elle n'était pas générale. Les Spartiates portaient des bonnets en forme de demi-œuf (5); les Perses, la thiare (6); les Athéniens, le chapeau (7); et les Chinois se

(1) Jamblique. c. 21. 28.

(2) *De Republ.*

(3) C'est à l'habitude d'aller tête nue, que les Egyptiens devaient, suivant Herodote, la dureté de leur crâne, dureté qui les fit distinguer parmi les morts après la bataille livrée contre les Perses.

(4) Sueton.

(5) Meursius. *miscell. lacon.*

(6) Plutarch. *vit. Alcib.*

(7) Meursius. *misc. lac.*

servent de ce dernier depuis un tems inmémorial (1), ils y attachent même une queue postiche de cheveux pour se dispenser d'en porter de naturelles (2). Le coin du manteau, le chaperon, la cape qui servirent successivement à couvrir la tête, démontrent qu'il y a long-tems que les hommes se sont créés ce besoin. Mais ce ne fut qu'après avoir essayé diverses coëffures, qu'on trouva la plus commode. Lorsque le chapeau a été assez léger pour ne pas surcharger la tête, assez large pour défendre la face de l'impression du soleil, et assez haut de la forme pour le maintenir aisément (3), alors on est parvenu à la perfection. Le chapeau rond, à la mode aujourd'hui, paraît réunir toutes ces qualités : on pourrait le rendre encore plus commode en se défaisant de la coutume qui force à l'ôter à chaque instant. Ce ne serait pas seulement un objet d'économie (4) ; mais nous diminuerions les chances pour gagner des rhumes, des catarrhes, etc.

La pudeur plutôt que le besoin inventa le voile des femmes (5). Cette élégante partie de l'habillement fut long-tems à la mode, et le serait encore, si le beau sexe entendait mieux

---

(1) *Voyage de Lord Macartney.*

(2) *Idem.*

(3) Les coëffures de métal, telles que les casques, sont dangereuses à cause de la concentration de la chaleur, lorsqu'elles sont frappées par le soleil. On a vu des soldats tomber dans le délire par une semblable cause. Les chapeaux à forme plate avaient quelques-uns de ces inconvéniens.

(4) Lorsque je réfléchis au peu de tems qu'il faut pour user et déformer le chapeau rond le plus élégant, je ne puis m'empêcher de désirer qu'un mécanicien habile nous donne les moyens de découvrir économiquement notre tête. On pourrait prendre modèle sur la poulie dont se servait SCARRON.

(5) VIRG. AEneid. *lib.* 3. TERTULLIANUS. *de velam. mulier.* Arsinoë et Bérénice, reines d'Egypte, sont représentées avec des voiles. *Recherc. d'antiq. t.* 1, *p.* 131.

ses intérêts. Elle a été remplacée par les bonnets, les coëffes, les chapeaux et cette foule de colifichets qui laissant la figure à découvert, l'exposent au hâle, aux rousseurs, et ce qui est encore pis, à la familiarité de nos regards.

§. II.

Afin de ne rien omettre dans ce qui concerne les modes des diverses portions de la tête, je la diviserai en partie postérieure ou chevelue, et en antérieure ou face. Dans celle-ci j'examinerai les yeux, le nez, la bouche et les oreilles.

A. Si la bonne nature n'avait pas accordé à nos cheveux la propriété de repousser, je doute que nos bizarres fantaisies en eussent varié la longueur avec tant de facilité. Toutes ces diverses coëffures sont comprises dans deux excès de mode, comme entre des bornes. Ces deux excès sont le volume énorme des cheveux ou leur trop grand raccourcissement.

1°. C'est à tort qu'on a accusé nos Dames d'avoir imité les Brutus, les Scevola dans la coupe de leurs cheveux. Les Romaines étaient dans l'usage de les porter très-courts pendant le deuil (1). Mais peu à peu le luxe s'empara de cette mode, et les contemporaines de Juvenal mesuraient la longueur de leurs cheveux sur celle des sourcils (2). Cette coutume se conserva jusques sous les Empereurs grecs,

---

(1) PFEIFERUS. *antiquit. græc. lib.* 4. *c.* 47. CLAUDE GUICHARD. *p.* 318. décrit cinq manières différentes de couper les cheveux pendant le tems du deuil. Quelquefois on n'en laissait qu'une seule flotte sur un côté, ce que GUICHARD n'a pas observé. *Recueil d'antiquités. t.* 1. *plan.* 81. *n°.* 1, APULEIUS. *asin. aur.* 2.

(2) « Supercilio brevior coma. »

Satyr. 15. *lib.* 1.

puisque Lactance dit que les femmes qui se coëffent ainsi, imitent Vénus la chauve (1). Ainsi il est démontré que nos Dames n'ont ni copié les Romains, ni inventé cette mode. Il est encore aisé de prouver qu'elle leur est aussi funeste qu'à celles qui furent leurs modèles. Je ne parlerai pas du tort qu'elles se font à elles-mêmes, en se privant d'un de leurs plus beaux ornemens ; mais je ne puis m'empêcher de les avertir que c'est ainsi que l'on diminue la chaleur, l'activité de la circulation, et par conséquent la transpiration de la tête, qu'enfin on se procure des surdités, des catarrhes, des faiblesses de la vue (2), etc. Les cheveux longs des hommes n'étaient pas comme parmi les Gaulois le signe de l'autorité (3), ils furent chez les Grecs la marque des inclinations efféminées (4), aussi presque par-tout, ceux dont la vie était active et virile les portaient très-courts.

2°. La coëffure des Grecques fut toujours simple, commode et élégante (5). Les Romaines commencèrent à outrer la leur vers le tems de Claude. Leurs cheveux étaient divisés sur la longueur de la tête, formant des boucles sur les côtés et un catogan postérieurement ; ou bien rétroussés circulairement dans cette partie, avec un toupet sur le devant et une saillie sur les côtés (6). Sous Antonin le pieux les hénins déjà en vogue (7), prirent une hauteur si rapide, que les femmes petites vues en face, ressemblaient à des Andromaques si on les regardait par derrière (8).

---

(1) « Venerem calvam imitaturæ. » *lib.* 1. *cap.* 20.

(2) Plazius. *de juc. morb. causis. p.* 59.

(3) *Comment. Jul. Cæsaris.*

(4) « Nequicquam veneris præsidio ferox, pectes cæsariem. »
Horat. *od.* 14.

(5) *Voy. du jeune Anacharsis. t.* 4.

(6) *Rech. d'antiq. t.* 1. *pl.* 75.

(7) *Idem. t.* 1. *pl.* 71. *n°.* 1.

(8) Juven. *satyr.* 6.

Ces Géantes étaient cependant obligées de s'élever sur la pointe des pieds pour atteindre à la bouche de leurs amans. Jusques aux Déesses, tout se ressentit de la mode, les Prêtres de Cybele adoptèrent pour sa statue cette coëffure monstrueuse (1), qui lutta long-tems contre les cheveux courts et demeura victorieuse de sa rivale. En pénétrant dans un cabinet à toilette, on croyait entrer dans un antre de forgeron; tellement on y avait multiplié les fers, les pinces, les broches et les brasiers (2). Nos Dames gauloises avaient le goût trop délicat pour ne pas copier une pareille mode, aussi malgré les prédications effrayantes du carme Thomas Connecte, à la voix duquel les hénins s'étaient abaissés, cette coëffure grotesque se releva plus orgueilleusement que jamais, dès-que le moine eut tourné le dos (3). Comment espérer, avec une pareille mode, d'entretenir cette transpiration si essentielle à la tête, lorsqu'elle était étouffée sous le volume des cheveux et des coussinets ; comment maintenir la propreté (4), lorsque le peigne aurait détruit le pénible édifice que l'on conservait avec soin. Je ne parle pas du tiraillement des cheveux, ni du racornissement de ceux-ci par le fer à toupet, j'observerai seulement que la contraction continuelle des muscles de l'épine, nécessaire pour conserver l'équilibre de la coëffure, devait aider les autres moyens qui déterminent la gibbosité chez les jeunes Demoiselles (5).

---

(1) *Mém. de l'Acad. des inscript.* NADAL. *t.* 4.

(2) PLAZIUS. *de juc. morb. causis.*

(3) JEAN JUVENAL DES URSINS. sous Charles VI.

(4) Pendant l'usage de ces coëffures les poux étaient très-communs chez les Dames les plus élégantes, qui auraient dû alors se servir des vingt brochettes avec lesquelles les habitans de la nouvelle Calédonie sont occupés, suivant COOK, à faire tomber la vermine de leur tête.

(5) Je crois qu'on peut aussi appliquer à cette gêne ce que M. ANDRY a prouvé être l'effet des talons hauts, *Traité de l'orthopédie. t.* 1. *p.* 68.

Si le seul arrangement des cheveux prête à la critique juste, celle-ci devient bien plus aisée quand nous jettons un coup d'œil sur les supercheries de la coëffure. J'appelle ainsi les moyens employés pour changer la couleur des cheveux naturels, ou les simuler.

On conçoit difficilement cette manie des hommes de ne jamais être satisfaits de la couleur de leurs cheveux. L'habitant des îles d'Amsterdam (1), de la nouvelle Irlande et de l'Amirauté couvre sa tête de poudre blanche, bleue ou rouge (2): celui de l'île Garet teint ses cheveux en jaune (3); et dans tous les pays et tous les tems cette couleur a été la plus recherchée, lors même qu'elle tombait sur le rouge. Peut-être croit-on donner de l'éclat et un air divin à la tête saupoudrée ainsi. Je serais assez enclin à penser que cette idée décida la mode de la poudre d'or parmi les chefs des Gaulois (4), les Juives (5) et les Romains (6); le blond ardent était surtout très-estimé chez ces derniers (7). Vers la fin du regne de Louis XIV l'amidon fut employé pour la première fois par des nones (8): et dans l'espace d'un siécle et demi l'usage de cette poudre est devenu si général en Europe, qu'il est difficile de calculer la quantité que nos têtes en consomment. On prétend qu'elle adoucit les traits de la figure, rend les cheveux noirs, plus blonds, et cache les parties chauves. Tout cela peut être vrai, mais ce qui l'est

---

(1) *Voyage de* Cook. *t.* 2. *p.* 74.

(2) *Voy. du Cap.* Carteret. Les femmes de Tripoli poudrent leurs enfans avec du vermillon. Forster. *voy. dans le Nord.*

(3) *Voy. de* Dampierre.

(4) Diod. de Sicile. *l.* 5.

(5) *Bibl. sacr.*

(6) Nadal. *Mém. de l'Acad. des inscript. t.* 4.

(7) *Idem.*

(8) *Mém. de la Soc. r. d'agric. t.* 1.

aussi, c'est que l'amidon absorbe la transpiration, forme une croûte, et arrête ainsi cette salutaire excrétion : il produit aussi des dartres et hâte la chûte des cheveux : toutes les autres espèces de poudre ont également la propriété de mastiquer les pores de la peau. C'est encore bien pis, quand ces substances sont mêlées à des huiles ou corps graisseux appellés pommades. Les parfums qu'on y ajoute les rendent nuisibles (1), et elles ne cesseraient, sans doute, de l'être, qu'employées pures, à la manière des femmes de Batavia (2), et renouvellées souvent.

L'usage des perruques remonte dans les temps reculés. Les Grecs ne s'en servaient pas seulement sur la scène (3), mais encore dans la société. Les Romains les imitèrent, et je crois contre l'opinion de quelques savans (4), que leurs perruques ressemblaient beaucoup aux nôtres (5). Les modernes ne les adoptèrent que vers la fin du règne de Louis XIII, à la cour duquel parurent les premières. Bientôt la mode en fut si générale, que tout le monde, les hommes sur-tout, se faisaient raser pour couvrir la moitié de leur corps sous un énorme volume de cheveux empruntés ; il faut avouer que les perruques sont devenues cependant plus modestes, et maintenant on les cacherait aisément dans la main. Ce qui en a si fort propagé la mode, c'est sans doute la honte de paraître chauve, et le plaisir de changer la couleur de sa chevelure. La pou-

---

(1) Bacon. *hist. vit. et mortis.*

(2) *Voy. du cap. Cook. t.* 4.

(3) Lucian. *de saltat.*

(4) Furgault. *Recueil hist. d'antiq. grec. et rom.*

(5) Un de mes amis, amateur des arts, m'a rapporté avoir vu sur la tête de quelques statues antiques de Rome, une calotte de marbre qui ressemblait à une perruque, et qui enlevée laissait la tête lisse. *M. Cicero* et *Scipio l'africain* ne sont-ils pas représentés sur les médailles avec la tête rasée ? on ne peut croire cependant qu'ils se présentassent ainsi au public.

dre ou la teinture jaune étaient peu solides, une perruque blonde déguise mieux une tête noire (1). Les avantages de ces coëffures sont très-grands pour celui qui n'a pas de temps à perdre à sa toilette (2) : mais leurs inconvéniens sont aussi considérables pour tout le monde. Elles engagent à se raser la tête (3), et par cela même procurent des rhumes, des catarrhes, des faiblesses dans la vue (4) : elles se garnissent quelquefois d'une si grande quantité de vermine, qu'on est obligé de les passer au four pour la détruire ; enfin la sueur qu'elles pompent, et qui y fermente, cause souvent des dartres, des éruptions, etc.

B. Si l'homme a été fait à l'image de Dieu, il est sans doute mécontent de l'original, puisqu'il barbouille continuellement la copie. L'Otaitien tatoüe sa figure ; le sauvage de la Terre-de-feu peint la sienne avec l'ocre et l'huile de baleine ; l'insulaire de Tanna ajoute à cette pommade la plombagine (5) (6). Enfin les Romains (7) et les Européens de nos jours se plâtrent avec la céruse et le rouge. Que les femmes de la nouvelle Zélande agacent les matelots anglais (8), ou que

---

(1) « Et nigrum flavo crinem abscondente galero. »
JUVEN. *satyr.*

(2) J'ai cru un moment que les vieilles perruques que l'on mettait au rebut, pourraient devenir profitables ; mais le peu de succès des expériences faites avec la graisse oxigénée a dissipé mes espérances philantropiques. Pourquoi si la théorie des Italiens avait été confirmée, n'aurait-on pas traité les maladies vénériennes, en faisant portet au malade sur sa tête rasée, une perruque bien garnie de pommade rance ?

(3) Les Chinois ne se rasent jamais le sommet de la tête. TUNBERG. *voy. au Japon. t. 2,*

(4) PLAZIUS, *de juc. morb caus. p.* 59.

(5) Molybdænum plumbago L.

(6) *Voy. du cap. Cook. t. 2.*

(7) NADAL *Mém. de l'Acad. des inscript. t.* 4.

(8) *Voy. du cap. Cook. t.* 3.

Quartilla cherche à exciter le jeune Giton (1), toutes emploient le même moyen ; la courtisane romaine remplace cependant la graisse et l'ocre par le blanc de plomb et le vermillon (2). Beau masque qui charmez nos yeux, évitez la pluie, et fuyez sur-tout loin de ces lieux empestés où l'on ne respire que l'odeur des œufs couvés. L'eau du ciel qui délaie la couverture d'une muraille fraîchement recrépie, lavera aussi votre peinture au pastel, et découvrira une peau tannée et des rides que vous vous êtes procurée vous-même. Votre sort sera bien plus à plaindre si le gaz hydrogène sulfuré vient frapper votre albâtre et le change en suie de cheminée. Laissez, croyez-moi, à ces beautés fraîches et grossières les baisers pleins et savoureux : ne souffrez pas qu'un téméraire applique ses lèvres à vos joues, il y cueillerait vos roses et vos lis (3).

Il est des moyens plus innocens pour conserver ou relever la fraîcheur du teint et dont les femmes savent user lorsqu'elles jugent de la décadence de leurs attraits sur la figure de leurs contemporaines. Les Romaines jamais atteintes par celles qui les ont suivies, surpassant toujours les Grecques leur modèles ont excellé dans cet art séducteur ; le nombre des femmes qu'elles employaient à la toilette devint si considérable qu'on fut obligé de les classer en *cosmetæ*, *psecades*,

---

(1) « Perfluebant per frontem sudantis acaciæ rivi, et inter rugas malarum tantum erat cretæ, ut putares detectum parietem nimbo laborare. »
PETRONII *satyr.*

(2) *Idem.*

(3) Fabula craint la pluie qui lave la craie de son visage, Sabella le soleil qui jaunit sa céruse. MARTIAL. *epigr.* LABRUYERE avait bien raison de dire que « si les femmes étaient telles naturellement qu'elles le deviennent » par artifice, qu'elles perdissent en un moment toute la fraîcheur de leur » teint, qu'elles eussent le visage aussi allumé et aussi plombé qu'elles se le « font par le rouge et par la peinture dont elles se fardent, elles seraient » inconsolables. *t.* 2. «

ornatrices, et *consiliariæ*. La célèbre Poppée imagina un onguent dont elle recouvrait sa figure, il s'y encroûtait et était ensuite délayé et enlevé avec le lait d'ânesse. Jamais dans la maison, les Dames ne quittaient ce masque gluant auquel s'attachaient les lévres du pauvre mari (1); aussi Juvenal disait qu'elles avaient deux visages, l'un pour l'époux, et l'autre pour l'amant. Les graines rouges de la vigne sauvage exprimées et pilées avec les feuilles de cet arbrisseau étaient employées pour nettoyer la peau (2). Les cosmétiques dont on se sert actuellement sont le lait virginal (3), l'eau végéto-minérale (4), l'urine des enfans à la mamelle, l'application des tranches de maigre de veau, un linge exposé à l'exhalaison des matières fécales récentes. La seule énumération de ces moyens suffit pour démontrer que les uns sont nuisibles en répercutant les éruptions qui se rencontrent sur la peau, tandisque les autres introduisent des corps étrangers et dangereux dans l'espace des pores.

1°. Les sourcils déliés légérement arqués et écartés l'un de l'autre, ont toujours été les plus estimés (5), et c'est pour les imiter, lorsqu'on ne les a pas reçu de la nature, qu'on les arrache pour peindre la place qu'ils occupaient (6). Les élégans Prêtres d'Athènes, les Bapses, peignaient leurs sourcils et les arquaient à l'aide d'une aiguille (7). On ne voit guère dans cette mode d'autre inconvénient que celui, de diminuer la réfraction des rayons lumineux qui fatiguent

---

(1) « Hinc miseri viscantur labra mariti. »

JUVEN. *satyr* 9.

(2) PLINIUS *hist. nat. lib.*

(3) dissolution du benjoin dans l'alkool, précipitée par l'eau.

(4) L'acétite de plomb dissout dans l'eau avec quelques gouttes d'alkool.

(5) LAVATER. *physion.*

(6) *Voy. de* J. FORSTER. THUNBERG, *voy. au Japon. t.* 2.

(7) NADAL. *mém. cité.*

davantage l'œil. La tuthie frottée sur les cils les rend plus noirs et contribue ainsi à la beauté des yeux (1). Si l'on en croit Juvenal dans son épigramme à Lelia, on ne connaissait pas autrefois les yeux postiches; c'est aux modernes que nous devons cette invention. Les globes en or étaient trop pesans et occasionnaient des suintemens fistuleux sur la portion de la conjonctive qu'ils comprimaient et irritaient continuellement (2); on a substitué avec avantage à ce métal, l'émail soufflé que l'on revêt des couleurs nécessaires (3).

2°. Le nez qui devrait jouir de sa liberté, soit pour l'acte de la respiration ou l'excrétion du mucus a été surchargé d'ornemens grossiers et incommodes; c'est ainsi que beaucoup d'habitans de la mer du sud au rapport de Bougainville, Cook, Auson, etc. passent de larges anneaux dans la cloison des narines.

3°. Les dents, un des plus utiles ornemens de la figure, se sont ressenties de la tyrannie de la mode; leur blancheur était très-estimée chez les anciens, c'était pour la conserver que les Dames romaines se lavaient souvent la bouche avec l'eau pure (4); d'autres se servaient d'une composition solide qui venait d'Espagne et dans laquelle entrait l'urine (5): elles connaissaient les brosses, les cure-dents d'or, d'argent,

---

(1) La tuthie des indes ne doit pas être la pierre calaminaire des Européens : je croirais plutôt que c'est une plombagine.

(2) Sabatier. *med. oper. t.* 2. *p.* 105. Heister. *chirurgia. p.* 2. *sect.* 2. *c.* 63.

(3) Ce serait bien ici le lieu de parler des énormes lunettes des bacheliers de Salamanque et des conserves dont nos jeunes élégans affublent leur nés; mais comme ces modes influent plus sur la santé du moral, que sur celle du physique, elles ne sont point de mon ressort.

(4) « Aut quilibet qui pariter lavit dentes. »

Catul.

(5) Nadal. *mém. cit.*

de plume et de lentisque (1) ; ces derniers étaient les plus recherchés, et sont les meilleurs parce qu'ils ne risquent pas, comme ceux de métal, d'attaquer l'émail si nécessaire. Les petites dents noires étant regardées dans l'Inde comme un trait de beauté, les deux sexes les usent avec une pierre, afin de les égaliser et de les raccourcir, ils y tracent ensuite un profond sillon parallèle à la gencive, et terminent l'opération par les noircir en mâchant habituellement les feuilles de betel (2) : quelque fois on enveloppe dans ces feuilles un morceau de noix d'areck (3) avec la chaux d'écailles de poisson (4). On n'use parmi nous pour nettoyer les dents que du kina, de la croûte de pain grillée, ou du corail en poudre; on préfère cependant avec raison, le sucre blanc bien cristallisé. La sobriété, les alimens simples vaudraient encore mieux ; car je doute que les Circassiennes aient de plus belles dents que celles de nos brunes paysanes.

Nous ne savons pas si les Romains qui connaissaient les râteliers artificiels (5), les fabriquaient comme nous avec l'ivoire, et percaient pour les assujettir les dents voisines : ainsi nous ignorons s'ils sacrifiaient une partie des dents naturelles pour garnir leur bouche de corps étrangers infects, et qui perdent après quelques jours une de leurs qualités les plus nécessaires, la blancheur (6) : au moins il est certain que les anciens n'avaient pas imaginé l'art ingénieux,

---

(1) *Pistacia lentiscus*. L. ce bois excite une salivation qui peut contribuer à blanchir les dents.

(2) *Piper betele*. ou *Siri* dans le Japon.

(3) *Areca cathecu*.

(4) THUNBERG. *voy. cité. t.* 2.

(5) JUVENAL recommande à Lelia de pleurer toujours, crainte qu'en riant elle ne fit voir ses dents postiches.

(6) On n'a plus à craindre cet inconvénient depuis l'invention des dents que DUBOIS DE CHEMANT, chirurgien-dentiste de Paris, fabrique avec la pâte de la porcelaine.

mais

mais bien dangereux, de transplanter les dents d'un individu sur un autre. On ne les enlevait pas à un jeune et frais indigent pour en orner la bouche d'une riche coquette usée, qui paie souvent par la migraine, la douleur, et la carie de la mâchoire, le plaisir de l'avoir ainsi ornée (1).

4°. Les modes relatives aux oreilles se réduisent aux anneaux et aux boucles dont on orne ces parties. Ce n'est d'ailleurs que dans la Chine que l'on retrouve la coutume de nettoyer fréquemment le conduit auditif, et qu'une classe de chirurgiens appellés *cure-oreilles* est affectée à cette opération qu'ils exécutent avec beaucoup de dextérité (2). Quant aux boucles d'oreilles, elles peuvent être souvent utiles, en dérivant des humeurs qui se portaient sur des organes essentiels : elles sont dangereuses aussi en attirant sur la région mastoïdiène la cause des érysipèles, des dartres, etc. (3). La grosseur des anneaux varie beaucoup suivant le tems, les pays, les goûts. Les Carthaginois s'en servaient de si considérables qu'ils devaient être incommodes (4); les Africains en portent de solides avec un diamètre de six pouces (5); les tribus des Mongales d'un pied de longueur; enfin ceux des habitans de la côte de Malabar sont percés dans le milieu, à pouvoir y passer la main (6).

Que conclure de ce que j'ai dit? c'est qu'il y a long-tems que la folie humaine agite ses grelots. Tâchons donc de nous en divertir, en prenant garde de ne pas perdre notre santé, sans laquelle il n'y a ni plaisir, ni bonheur.

---

(1) J. Hunter. *treatise on the diseases of the teeth.*

(2) *Voy. de* Thunberg. *t.* 2.

(3) C'est ce que j'ai vu l'hiver dernier dans la maison de mon Mécène.

(4) Plautus. *Amph.* act. 5, sc. 2. *Recueil d'antiq. t.* 1. *pl.* 50, *n°.* 1.

(5) *Voy. de Bruce.*

(6) *Voy. de Dellon.*

FIN.

PROFESSEURS
DE L'ÉCOLE DE MEDECINE
DE MONTPELLIER.

Médecine légale.	G. J. RENÉ, Directeur.
Physiologie et Anatomie. . .	C. L. DUMAS. . . . .
Chimie.	J. A. CHAPTAL. . . . .
Matière médicale et Botanique.	A. GOUAN. J. N. BERTHE.
Pathologie.	J. B. T. BAUMES. P. LAFABRIE.
Médecine opérante.	A. L. MONTABRÉ. V. BROUSSONET.
Clinique interne.	H. FOUQUET. J. PETIOT.
Clinique externe.	J. POUTINGON. A. MEJAN.
Accouchemens, Maladies des femmes, Education physique des enfans.	J. SENEAUX. J. M. J. VIGAROUS.
Démonstration des drogues usuelles.	J. VIRENQUE, Conservateur.